M.C. Strobl

Die heilige Vagina oder DAMMSCHNITT - NEIN DANKE!

Bibliografische Information der Deutschen Nationalbibliothek

Die deutsche Nationalbibliothek verzeichnet diese Publikation in der Deutschen Nationalbibliografie unter dem Gesamtwerk „Eigentlich wollte ich Kaiserschnitt", ISBN 9783734788383 vom April 2015, BoD

Besonderer Hinweis

Haftungsausschluss

Teile des vorliegenden Buches basieren (unter anderem) auf zahlreichen persönlichen Angaben, die zur Wahrung der authentischen Wiedergabe inhaltlich nicht modifiziert wurden. Im Zweifelsfall wenden Sie sich bitte an Hebammen, Still-Experten, Arzt/Ärztin oder Apotheker. Weder die Autorin, noch ihr Lektorat können für eventuelle Nachteile oder Schäden die aus den im Buch vorgestellten Informationen resultieren, eine Haftung übernehmen. Alle Angaben erfolgen ohne Gewähr. Sollten sich trotz sorgfältiger Korrektur Fehler eingeschlichen haben, erbitten wir weiterführende Hinweise darauf. Wenden Sie sich in diesem Fall schriftlich an die Autorin.

Markenschutz

1.Auflage, Januar 2016, ISBN 9783739218502

Herstellung und Verlag: BoD – Books on Demand, Norderstedt

Lektor: Johannes Doppler

Buchumschlag und Bearbeitung: Machrisanosamo

mcstrobl.jimdo.com

INHALT

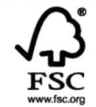

M.C.Strobl

DIE HEILIGE VAGINA
oder
Dammschnitt - NEIN DANKE!

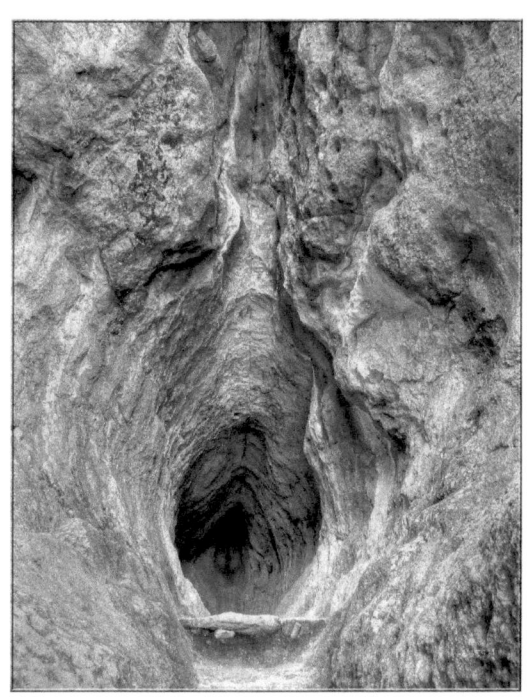

DIE HEILIGE VAGINA

Was passiert denn um Himmels Willen mit meiner engen, lustspendenden Höhle, der Scheide, wenn da so ein kleiner Mensch herauskommt?

„Das geht sich doch nie aus!"
„Da wird ja alles kaputt!"
„Das Kind wird steckenbleiben!"
„Wie soll ich jemals wieder Lust haben können oder Lust bereiten können, wenn meine Vagina so ausgeleiert ist?"

Das waren meine Fragen, bevor ich mein erstes Kind bekam.

Ich habe einmal die anatomischen Daten recherchiert:

Die Vagina (die; auch Scheide, Mutterschoß, Bucht)

Länge:	7-8 cm im Ruhezustand 9-11 cm bei sexueller Erregung
Durchmesser:	2 cm im Ruhezustand (ca. 6 cm Umfang)
	6-7 cm bei sexueller Erregung (ca. 19 – 22 cm Umfang)
	9-12 cm bei der natürlichen Geburt (ca. 28 - 38cm Umfang)

Heute weiß ich, dass Vaginen natürlich extrem unterschiedlich sind. In der Natur gibt es bei jeder Gattung größere und kleinere Exemplare. So wie alle Organe des menschlichen Körpers sind auch die weiblichen Geschlechtsorgane sehr mannigfaltig und unterschiedlich ausgebildet. Jedoch gibt es ein paar ganz besondere Spezialitäten dieses wunderbaren Organs: Es ist naturgemäß in der Lage, sich wie eine Ziehharmonika aufzufächern und zu dehnen. Je besser die Bedingungen, umso flexibler kann frau werden.

Unter den vielen Gedanken und Sorgen, die ich mir damals als Geburtsunerfahrene machte, dominierten stets diese Horrorvisionen der unzähligen Erzählungen von Dammschnittentbindungen.

Bei meiner ersten Schwangerschaft im Jahre 1997 lag die Dammschnittrate in Österreich bei etwa 50%. In vielen Kliniken wurde bei nahezu allen Erstgebärenden prophylaktisch die Episiotomie angeordnet.

Ich bin heute überzeugt: Dieser Schnitt ist eine Frechheit und gehört in das Mittelalter.

*

DAMMSCHNITT

„Episiotomie" heißt dieses Verbrechen, wodurch Millionen von Frauen um das 18. Jahrhundert herum routinemäßig ihre körperliche Unversehrtheit verloren.

Die Ärzte nahmen und vielen nehmen immer noch an, dass dieser Schnitt die Geburt für Mutter und Kind erleichtern würde. Als Rechtfertigung dafür mussten dann stets die Fälle des schlimmen Dammrisses herhalten, der gelegentlich bei den „angeleiteten Pressgeburten" in horizontaler Gebärhaltung entstand. Bei einer solchen wurde das Baby, häufig auch durch Zugabe von Wehenverstärkern, und unter Anleitung „hinausgetrieben". Der Damm bekam nicht die Zeit, die er brauchte, um sich für einen sanften Öffnungsprozess bereit zu machen.

Man hatte Bedenken, wenn das Kind zu lange mit dem Kopf im Geburtskanal steckte. Fragte man sich jemals, warum?

Vielleicht benötigte die Scheide mehr Zeit, um sich zu öffnen. Oder die Frau konnte sich nicht optimal entspannen. Hatte eventuell Angst vor genau dieser Schnittintervention, oder davor, ihr Kind frei zu geben, es dem Krankenhaus auszuliefern. Wurde vielleicht zu viel Druck von außen aufgebaut?

Immerhin möchte man das „Leiden" der Frau rasch beenden. Wahrscheinlich ertrug man aber auch bloß die Schreie der Kreißenden nicht, die da in Rückenlage wie ein Käfer ihr Baby ausdrücken musste.

Geburt im Liegen?

Wie geht denn so was?
Ich könnte mir nicht vorstellen, dass ich das schaffen würde.
Was für ein kontraproduktives Unterfangen! Irgendwie handelt
es sich doch auch um einen Ausscheidungsprozess. Wer bitte,
würde denn auf der Toilette liegend kacken?

Dass die Babys da überhaupt rauskommen, wundert mich
zutiefst. Doch immer noch bekommen die meisten ihre Kinder
auf dem Gebärbett. Dafür fehlt mir jedoch der Zugang.

Kein Wunder, dass sich Ärzte und Schwestern auch noch auf
den Bauch der armen Frau stemmten, um das Baby mit Gewalt
hinaus zu drücken.

Was danach kam, war eine unschöne Nähprozedur. Egal ob
mit oder ohne Schmerzmittel, [ich habe beides erlebt] so etwas
ist störend während eines fundamental wichtigen und
prägenden

Zeitraumes, nämlich der ersten extrauterinen[1] Lebensstunde des Neugeborenen. Man nennt diese wichtige Phase „Bonding"[2].

Was kann daran schön sein, wenn man sein Kind nach der Strapaze endlich in Ruhe betrachten, es an die Brust legen möchte und jemand operiert noch da unten herum?
„Das ist halt so. Da kann man nichts machen. Zum Glück vergisst man das dann alles!", höre ich immer wieder von Müttern.

Warum soll ich denn den schönsten Tag meines Lebens vergessen müssen?

Ich kann mir keine meiner Geburten leicht oder geschmeidig reden. Aber ich kann sagen, im Wesentlichen waren sie schön. Schön in ihrer Kraft, ihrer Würde und ihrer Ehrlichkeit. Ich liebe Instinktives. Ich liebe erdige Erfahrungen, denn sie können mit einer geistigen Tiefe einhergehen. Ich mag es, wenn ich den Sinn einer Sache erkenne.

---

[1] EXTRAUTERIN: außerhalb der Gebärmutter, vesus „intrauterin": innerhalb des Uterus

[2] BONDING: prägende erste Phase während der ersten Stunde nach der Geburt zwischen Mutter und Kind. Hier beginnt auch die erfolgreiche Stillbeziehung. Wie wichtig diese Prägungsphase ist, zeigt auch Konrad Lorenz mit seinem berühmten „Entenexperiment": Die erste Bezugsfigur, die ein neugeborenes Küken erblickt, wird als seine Mutter anerkannt. Bei Menschenkindern ist das nicht viel anders. Es erklärt auch, warum viele Kaiserschnittgeborene Kontaktschwierigkeiten zu ihrer Mutter haben, die ja in dieser Stunde medizinisch versorgt werden muss.

Ganz wichtig empfand ich es, bei der Geburtsarbeit Menschen bei mir zu haben, mit denen ich einen gewissen Gleichklang erleben kann.

Ich glaube nicht, dass ich völlig entspannt sein könnte, wenn diesem außerordentlich energetischen und spirituellen Erlebnis „Fremde" beiwohnen würden oder dies an einem Ort geschieht, der nicht für mich passt. Heute verstehe ich, der beste Ort zum Gebären ist das eigene Zuhause, die eigenen vier Wände. Denn nur da kann man völlig unbeschwert sein wie man ist. Ich halte dies für eine fundamentale Voraussetzung, um ohne Hektik und Anspannung zu gebären.

Die „völlige Entspannung" ist das Geheimnis der befriedigenden, florierenden Geburt.

Wenn ich eine Schwangere treffe, würde ich am liebsten gleich mit der Türe ins Haus fallen, und ihr zurufen: „Pass auf deine Muschi auf!"

Doch so auf die Schnelle könnte das leicht irritierend, wie missverständlich wirken. Die Sectio wäre dann die logische Konsequenz, um dieses Problem rational zu umgehen.

Ich mit meiner immer noch (wieder!) zierlichen Grotte bin der lebende Beweis dafür, dass es diesen brutalen Schnitt nicht braucht. Immerhin habe ich vier Kinder zwischen 2,25 kg und 4,10 kg geboren. Und das, obwohl die meisten Ärzte dies für riskant hielten. Ich gebe zu, es war harte Arbeit, aber meine Hebamme hat mir und meinem Gewebe immer genug Zeit gelassen, um sich aufzufächern. Auch wenn es viele Stunden länger als „normal" bedeutete.

Und ich weiß, es gibt immer noch genug Geburtshelfer, die einen anderen Zugang haben. Nach spätestens 1 Stunde

Pressphase (beim ersten Kind, bei jedem weiteren verringert sich die Toleranz) wird im Krankenhaus medizinisch eingegriffen.

Dennoch ist ein Dammschnitt eine Körperverletzung mit meist lebenslangen Folgen. So ein Schnitt ist schnell passiert. Mag auch sein, dass man diesen, wie es stets propagiert wird, während der Presswehen wenig bis gar nicht spürt. Das habe ich oft so gehört. Doch es gab auch Ausnahmen.

Ich habe eine Freundin, die eine überzeugte Dammschnittgebärende ist. Diese zartgliedrige Frau, selbst Medizinerin, hat fünf Kinder geboren. Im Krankenhaus, ruck zuck. Sie selbst bestand gleich zu Beginn der Austreibungsphase auf dem Schnitt, weil sie der Meinung war, dass es immer besser ist, wenn man die Babys schnell aus dieser Enge entlässt. Außerdem war sie überzeugt davon, dass ein langer Pressvorgang zu späterer Inkontinenz führen würde.

Es bestätigte sich nicht, da ich meine liebe Freundin vor einem Jahr in der Klinik besuchen durfte. Sie hatte sich die Blase operieren lassen müssen, da sie inkontinent geworden war. Eine ziemlich unangenehme OP.

*

DAMMSCHNITT oder DAMMRISS

Hebammen und Anhänger der natürlichen Geburt wissen, dass es viele Möglichkeiten gibt, seinen Damm zu schützen. Dennoch gibt es keine Garantie, dass er völlig unversehrt bleibt. Dem Gewebe die Zeit zu lassen, die es braucht, um sich zu dehnen, ist eine sehr wichtige Voraussetzung. Eine forcierte schnelle Austreibung, wie sie gerne in Kliniken gesehen wird, minimiert dieses Risiko mit Sicherheit nicht.

Dennoch kommt es häufig zu kleineren Rissen, oft bloß Haarrisse in der Scheidenwand oder beim Muttermund. Dies macht kaum Beschwerden und man lässt es am besten von der Natur wieder heil machen. Die kriegt das gut alleine hin. Auch kleinere Risse I. bis II. Grades[3] verheilen ohne Nähen wirklich prima. Danach sieht und spürt man auch in der Regel nichts Unangenehmes mehr. Größere Risse (III. und IV. Grades) sollten sicherlich medizinisch versorgt werden.

---

[3] DAMMRISS I., II. III. und IV. Grad: das Einreißen des Gewebes zwischen Vulva und After bei der Geburt. Je nach Schwere wird in vier Grade eingeteilt: I. Grad: nur Haut und Unterhautgewebe wird verletzt. Muss nicht genäht werden. II. Grad: Riss der Dammuskulatur bis zum äußeren Afterschließmuskel. III. Grad: Riss des äußeren Afterschließmuskels. IV. Grad: Riss der Schleimhaut des Rektuums.

PRO Dammschnitt

Wann ein Dammschnitt Sinn macht:

- Ein vernarbtes Dammgewebe. Zum Beispiel kann es aufgrund vorangegangener Dammschnitte (oder Operationen) zu einer starken Vernarbung kommen. Dies führt logischerweise zu einer Verengung des Geburtskanals. Narbengewebe ist nicht mehr in diesem Ausmaß dehnbar, wie unversehrtes Gewebe. Hier ist es sicherlich angebracht, eine Episiotomie durchzuführen.
- Auch genitalverstümmelte Frauen (Frauen, die nach einer „Tradition" als Kinder beschnitten und zugenäht werden), können in vielen Fällen nicht ohne medizinische Eingriffe gebären. Auch hier müssen Dammschnitte gemacht werden. Furchtbar! Diese Frauen werden doppelt und dreifach bestraft! Wofür eigentlich?
- Bei einer operativen Geburtsbeendigung mithilfe von Saugglocke. Also im absoluten Ausnahme-Notfall, sollten die Herztöne des Babys abfallen.

KONTRA Dammschnitt

Kein Grund für einen Dammschnitt ist:

- Ein „zu großes" Kind
- „Weil es in der Klinik nun mal so üblich ist."
- „Weil der Schnitt leichter zu nähen ist."
- „Weil das Kind zu schnell rauskommt."
- Damit die Geburt schneller beendet wird.
- „Weil wir hier einen Schüler haben, der das auch mal lernen muss."

Gewiss ist, dass ein Dammriss weniger Komplikationen verursacht, als eine Episiotomie. Beim Riss handelt es sich um das Einreißen des Gewebes an der schwächsten Stelle. So wird wirklich nur der Platz gemacht, der tatsächlich gebraucht wird. Er verheilt viel besser und macht auch in der Folge kaum Probleme. Vergleichen wir das mit einem Ast, der abgeschnitten oder abgebrochen wurde. Kaum ein durchschnittener Ast würde sich wieder zusammenfügen, wenn man ihn schient. Bei einem abgerissenen Ast verhält es sich anders. Verbindet man die zerklüfteten Enden miteinander und hält man sie zusammen, dann wächst mit hoher Wahrscheinlichkeit der Ast mühelos wieder zusammen.

Beim Dammschnitt, ein gerader, sauberer Einschnitt, wird meist mehr geschnitten, als nötig. Ich finde jedoch, jeder Millimeter zählt.

Klar, der Schnitt kann leichter vernäht werden, doch die Enden finden oft nicht wieder richtig passend zusammen. Der Riss ist „ausgefranster", andererseits sieht man viel besser, wo die „Teile" zusammengehören. Darum kann man immer wieder von Dammrissfrauen hören, dass alles bestens verheilt ist.

Viele Frauen, die einen Dammschnitt erfahren haben fühlen sich missbraucht. Sie wurden von außen versehrt, jemand hat ihnen ins Fleisch geschnitten, sie „beschnitten", verstümmelt. Oft, ohne sie zuvor gefragt zu haben.

Das mit dem Nähen finde ich schwierig, denn eine halbe-dreiviertel Stunde nach der Geburt (die Phase, wo zumeist genäht wird)   ist der Damm in einem außergewöhnlichen

Zustand. Durch die extreme Dehnung ist er nun angeschwollen und zerklüftet. Eine blöde Situation.

Sollte man warten?

Man will der frisch gebackenen Mutter eigentlich nach ein paar Stunden der Beruhigung nicht noch sagen müssen: „Jetzt nähen wir deinen Damm noch zusammen!"

Es wäre auch für die Heilung nicht das Beste, länger zuzuwarten. Je eher desto besser. Eigentlich gäbe es in der Tat gute Gründe, die Wunde sofort zu versorgen, denn die Schwellung tritt erst nach und nach ein. Ebenso die Schmerzempfindlichkeit. Gleich nach der Geburt zu nähen würde also einerseits Sinn machen, andererseits stört es in jedem Fall das Bonding.

Grantly Dick-Read, ein Frauenarzt Anfang des 20. Jhdt., der für die natürliche Geburt eintrat, praktizierte es in dieser Form, erklärte jedoch ausdrücklich, dass keine Mühe gescheut werden sollte, um den Damm zu schützen.

Ich glaube fest daran, dass ein optimal vorbereiteter Damm, eine gut informierte Gebärende, eine entspannte Atmosphäre mit vertrauten Begleitern, eine erfahrene Hebamme, eine aufrechte Gebärposition, gute Atemtechnik, sowie Öle und Kaffeekompressen unter der Austreibungsphase zu einer deutlichen Verringerung der Dammverletzungen führen.

Sollte es doch zu einem kleinen Riss kommen, heilt der Damm wieder gut mit Eichenrinden-, Beinwell- oder Calendulasitzbädern, sowie Johanniskrautöl. Außerdem kann man sich die Narbe (innerhalb der ersten Wochen) auch lasern lassen, was die Wundheilung noch zusätzlich optimiert.

Bei Dammverletzungen (ob genäht oder nicht) ist es wichtig, dass die Mutter in den ersten Tagen viel liegt, sich wenig anstrengt und die Beine möglichst nicht in Spreizhaltung bringt. Das alles entlastet den Damm und lässt ihn sanft heilen.

Mitunter kann auch die Geburt im warmen Wasser Wunder wirken. Ich habe oft von Müttern gehört, die völlig verletzungsfrei und leicht Kinder über 4000g im Wasser geboren haben.
Dieses wäre auch mein Wunschtraum gewesen. Eine Wassergeburt blieb mir leider bei allen Kindern verwehrt.

Und man sieht wieder: Man kann vieles planen, und dennoch kann es geschehen, wie es mir widerfahren ist, dass man sich erst unter der Geburt klar wird, was einem wirklich dem Wesen nach entspricht und guttut. Und was immer das auch sein mag, wir sollten es durchziehen. Denn das ist der richtige Weg.

*

SCHMERZ UND LUST
Die unbegrenzte Macht der Liebe

„Die Scheide einer richtig losgelösten Frau kann sich entspannen und weit werden. Schier unendlich weit."

Irgendwann las ich diese Botschaft in einem Buch von Ina May Gaskin[4], einer amerikanischen Hebamme, welche die „selbstbestimmte Geburt" revolutionierte. Sie wird als die berühmteste Hebamme der Welt bezeichnet.

Hätte ich es nicht selbst erlebt, ich hätte es nicht geglaubt. Ich empfand meine Liebeshöhle immer als extrem eng. Und auch meine Liebhaber sahen das so.

Nun wissen wir alle, dass Männer gerne enge Scheiden penetrieren.

Dennoch dauerte es viele Jahre, bis ich erleben durfte, dass nicht unbedingt die Enge über ein lustvolles, sexuelles Erlebnis entscheidend ist, sondern die Zirkulation in den Blutgefäßen, die Durchblutung derselben. Bei richtig guter Stimmung und Stimulierung kann meine Liebeshöhle nämlich zaubern...

Eine richtig erregte Vagina ist nicht eng im Sinne von fest oder einklemmend, sondern einladend, „bereit",

---

[4] INA MAY GASKIN: geboren 1940, lebt in Tennesse, wo sie seit 40 Jahren auch die berühmte „Farm" leitet, ein außerklinisches Geburtshilfezentrum für die aktive, natürliche Geburt. Die extrem niedrige Rate von medizinischen Interventionen spricht für sich. Gaskin unterrichtet Hebammen und Geburtshelfer und ist Schriftstellerin. Das „Gaskin-Manöver" (der Vierfüßlerstand) bei Schulterdystokie wurde nach ihr benannt.

anschmiegsam, lebendig, ungeheuer „flutschig" und man bekommt das Gefühl, alles ist möglich.

Ich gebe zu, dieses Gefühl erlebt man nicht mit jedem netten Typen, da spielt auch die so genannte Chemie eine bedeutsame Rolle. Intimität. Und Zeit. Ich muss das Gefühl haben, alle Zeit der Welt zu haben. Wenn er dann auch noch gut riecht und die Musik im Hintergrund passt, dann kann dem Höhenflug nichts mehr im Wege stehen.

Genau so ist es beim Gebären.
Eine befreundete Hebamme sagte einmal: „Mit derselben Energie, wie das Kind in den Bauch hineingekommen ist, so sollte es auch geboren werden."

Nicht ganz einfach. Ich gebe es zu. Kaum eine Frau kann sich vorstellen während heftiger Wehen erotische Streicheleinheiten zu genießen.
Aber wenn man diese Möglichkeit einmal nur in Betracht zieht, dass es eventuell möglich wäre, sich lustvoll zu öffnen und wenn auch noch der Partner dafür zu interessieren ist, dann ist das in jedem Fall schon eine große Bereicherung.

Ich habe mehrmals gelesen, dass es Frauen gibt, die während der Geburt Orgasmen erlebten.
Auch ich selbst erinnere mich an eine Phase, wo ich das Gefühl hatte, mein ganzer Körper würde jeden Moment vor Spannung explodieren. Durch das Hinausschieben meines Kindes musste irgendwie auch mein G-Punkt stimuliert worden sein. Wer weiß? Jedenfalls genoss ich himmlische Höhenflüge in der ersten Phase der Austreibungsperiode. Ich weiß auch noch sehr gut, wie verdutzt ich war bei diesen Empfindungen, die ich

keinesfalls in dieser Situation erwartet hätte. Nach vielen Stunden des stetig ansteigenden Schmerzes katapultierte mich diese Empfindung von einer Sekunde auf die nächste in den Himmel. WOW!

Das soll mir mal eine Wunschkaiserschnittmutter nachmachen?

*

Der verlorene Penis
und
die ausgeleierte Vagina

*„Das wichtigste Sexualorgan liegt zwischen
den Ohren, nicht zwischen den Beinen."*
Milton Diamond,
amerikanischer Sexologe

Es ist noch gar nicht lange her, da las ich von einem „neuem Syndrom", das die Runde macht. Damit wird in den USA und England nun für Kaiserschnittgeburten geworben.

„Preserve your love channel. Take a caesarean!"

Hier wird tatsächlich öffentlich die „ausgeleierte Scheide" nach einer vaginalen Geburt zum Thema gemacht. Das muss man sich mal vorstellen!? Was für eine Werbekampagne ist das denn? Darf das überhaupt sein?
Was für ein Bild entsteht hier? Sind alle Mütter, die ihre Kinder natürlicherweise geboren haben, sexuell nicht mehr kompatibel? Habe ich tatsächlich keine befriedigende Sexualität mehr, wenn ich mit meinem Mann schlafe? Kann ich meinen Mann mit meiner Yoni[5] wirklich nicht mehr befriedigen?!

Wer bitte kann so ein herabsetzendes Bild über uns natürlich Gebärende schaffen?

_____

[5] YONI: Die tantrische Bezeichnung für Vagina. Das männliche Pendant ist der „Lingam"

Ich habe nachgedacht. Ich finde, diese Reklame geht zu weit, sie befindet sich im wahrsten Sinne des Wortes unter der Gürtellinie.

Was wissen wir von Attacken unter der Gürtellinie? Dass die abwertend sind, dass sie beleidigend sind, dass sie entwürdigend sind. Dass sich hier jemand „auf Kosten anderer" bereichern und aufwerten möchte.

Es ist in Zeiten wie diesen nicht mehr vonnöten, eine derart destruktiv- gefärbte Rhetorik anzuwenden, es sei denn, jemand verhält sich unprofessionell. Nicht sachlich. So sehe ich das.

Wann kann jemand nicht sachlich sein?
Genau, er nimmt es persönlich!
Und ich glaube, hiermit habe ich das Rätsel geknackt.

Steckt dahinter vielleicht eine zutiefst unsichere Frau, die ihren Kaiserschnitt (man bedenke, dies war eventuell auch die Geburt ihres Kindes) ins gute Licht stellen will? Muss deswegen alles andere schlecht geredet werden?

Oder sind hier erneut ökonomisch manipulative Werbestrukturen verantwortlich zu machen?

Ich denke, diese Vorbehalte sind nicht neu oder ein Mode-Phänomen. Dennoch hat sich das sexuelle Bewusstsein der Frauen in den letzten Jahrzehnten wesentlich geändert. Ob gänzlich zum Vorteil bleibt dahingestellt. Frauen sind freizügiger geworden. Junge Frauen sprechen ungeniert im Internet über ihre Schamlippen, die Penisgrößen ihrer Männer, etc. Freizügiger ist alles geworden, aber wird Sexualität heutzutage nicht zu sehr genitalisiert? Meint frau, sofort nach der Entbindung wieder mit ihrem Mann schlafen zu können? Wollen? Sollen? Müssen?

Erst neulich fragte mich eine 18-jährige, ob es denn stimmt, dass man gleich nach der Geburt keinen Tampon mehr nehmen könnte, weil er rausfallen würde??

UFF!

1. Also, gleich nach der Geburt hat frau wenig Lust auf Tampons, denn die Geburtswege sind einigermaßen beleidigt und wollen in Ruhe gelassen werden. Das ist sicherlich die Regel.
2. Eine Scheide, die sich um ein vielfaches ausgedehnt hat wird nicht sofort wieder eng werden können. Es braucht schon seine Zeit. Das Wochenbett dauert 6 – 8 Wochen und ist dazu da, der Frau, auch ihren Genitalien, diese Ruhephase zu gönnen. In dieser Zeit kann man sicher nicht erwarten, eine kleine metallene Geishakugel[6] mit 20 mm Durchmesser im stehenden Zustand in der Scheide zu halten. Wahrscheinlich auch keine 40mm Silikonkugeln. Obwohl, es kommt darauf an...aber dazu gleich...

Verhält es sich bei dem Mythos der ausgeleierten Liebeshöhle vielleicht so wie beim „Stille Post"-Spiel? Sind da nicht böse Gerüchte im Gange?

---

[6] GEISHAKUGELN, LIEBESKUGELN: 2 miteinander verbundene Kugeln (unterschiedlichen Durchmessers und Materials), werden vaginal eingeführt und lösen reflektorische Muskelkontraktion aus. Die Erfindung aus Asien ist 3000 Jahre alt.

Nachvollziehen kann ich so etwas schon. Ich war selbst einmal eine von denen, die sich das so gedacht hatte. Ich konnte mir wirklich nichts anderes vorstellen, als dass eine Vagina, die ein 3, 4, 5 Kilogramm schweres Neugeborenes ausspuckt, für den Rest des Leben einfach ein weiter, schlaffer Schlauch bleiben würde.

Zu oft hatte ich von ein paar Liebhabern gehört, dass sie mein enges Honigtöpfchen ganz besonders nett fanden. Sie verglichen mich in der Tat mit ihren früheren Bettgenossinnen, die da nicht mithalten konnten. Dies waren, ich bemerke es ausdrücklich, jedoch vorwiegend junge kinderlose Frauen gewesen.

Noch nicht genug: Diese „Kritik" erhielt ich auch (und erst recht) nach meiner ersten vaginalen Geburt. Natürlich nicht nach zwei Monaten, aber nach eineinhalb Jahren. Wie denn das? Wo doch mein Kind sogar 3,5 Stunden in meinem Kanal steckte, ihn sozusagen eine große Zeitspanne völlig ausgedehnt hatte (im Vergleich zur „Norm" von 30 Minuten).

Vielleicht lag es daran, dass ich meine Vagina nicht vernachlässigte. Weil sie mir zu wichtig ist. Weil ich es liebe, wie sie sich anfühlt, wenn ich erregt bin und ein erigierter Penis darin eindringt. Ich möchte ihn spüren, so intensiv wie möglich. Ihn am liebsten einsaugen in mich. Wenn ich ihn liebe, begehre, volles Vertrauen habe und der Mann es versteht, mich auf Touren zu bringen. Erst einmal auf Touren lässt sich ein Muskelspiel in meiner durchbluteten, vor Erregung angeschwollenen Yoni gar nicht mehr verhindern.

*

28

DER BECKENBODEN

„Es scheint, die meisten Frauen wissen gar nicht, dass sie da unten Muskeln haben!", hat man mir einmal mitgeteilt.

Da liegt der Hund begraben. Das ist also der Unterschied! Die Beckenbodenmuskeln.

OK, ich kombiniere: Fester Beckenboden, guter Muskeltonus, Vagina erreicht bei entsprechender Übung ihre frühere Spannkraft zurück! Es sind schließlich auch nur Muskeln.

Es ist eigentlich ganz einfach.

Man weiß doch von den jungen Männern, die ihre Arm- und Bauchmuskeln trainieren, dass sie, auch wenn mal ein paar Jahre krank oder nachlässig, sie sehr schnell wieder „in Form" kommen, sobald sie wieder trainieren. Das ist anders bei denen, die als Jugendliche vor dem Fernseher versumpft sind. Die werden sich niemals diese supertollen SixPacks antrainieren können. Ist leider so.

Wenn eine Frau vor der Geburt ihre Liebesmuskeln vernachlässigt, dann wird der Tonus danach auch nicht viel besser sein. Das liegt aber dann nicht an der Geburt. Sondern am Musculus pubococcygeus, kurz der „PC-Muskel". Gemeint ist der Ring aus Muskeln, der die Scheide umschließt.

Ein gewisser Doktor Albert Kegel hat sie in den Fünfzigerjahren erforscht und ein paar Übungen entwickelt, wie man diese Muskeln straff kriegt. Seine Ansicht war (und ich teile sie mit ihm), dass eine Frau, die es versteht, ihre Scheidenschließmuskeln willkürlich und rhythmisch zusammen zu ziehen, beim Koitus ihrem Partner, wie auch sich selbst, ein Maximum an sexueller Lust verschaffen kann.

Nicht selten erfahren Frauen erst in der Menopause von ihren intravaginalen Möglichkeiten, wenn die lebenslange Vernachlässigung ihre Folgen zeigt in Form von Scheiden-, oder Gebärmuttervorfällen, sowie Blaseninkontinenz. Dann werden ihnen diese Übungen von den Ärzten „verschrieben" und von den Physiotherapeuten gelehrt. Es empfiehlt sich tatsächlich, früh damit zu beginnen.

Die Kegel-Übungen können auch im späteren Leben noch Früchte tragen.
Oft hörte ich schon: „Hätte ich nur früher gewusst, dass ich da unten Muskeln habe, dann wäre auch mein Liebesleben erfüllter gewesen."
So manche erlebt ihren ersten Orgasmus erst mit 50 Jahren. Denn mit der Spannkraft des Beckenbodens erhöht sich unweigerlich die körperlich-sexuelle Erlebnisfähigkeit. Nicht nur bei der Frau. Auch Männer haben Beckenbodenmuskeln!

Die „Rückbildung" nach der Geburt benötigt selbstverständlich Zeit. Die meisten jungen Mütter kümmern sich eine längere Phase nach der Geburt nicht sonderlich um ihre Geschlechtsorgane. Das ist wohl naturgegeben, da „das Junge" nun 100%igen Nestschutz braucht. Wir dürfen nicht vergessen, dass das menschliche Neugeborene eine „physiologische Frühgeburt" ist. Es ist in den ersten Monaten vollkommen hilflos. Kein anderes Säugetier braucht ein Jahr um das Gehen zu beherrschen. Und noch viel länger, um für sich selbst sorgen zu können. So kommt auch das Stillen nur richtig in Gang, wenn die Mutter bei ihrem Kind verweilt.

Eine Frau, die erst Mutter geworden ist, ist in den meisten Fällen nicht sonderlich an Sex interessiert. Die mütterlichen Hormone sorgen dafür, dass sie in himmlische Sphären aufsteigt, wenn sie ihrem Baby beim Schlafen zusieht. Da kann ein lüsternes Männchen abziehen. Diese Sensation kann er ihr nicht bieten.

Später wieder!

*

Vagina nach einer Geburt

Die Geburt meines ersten Kindes im Krankenhaus war gut verlaufen und ich kam mit einem Dammriss 2. Grades, der flott genäht werden konnte, davon. Aber Sarah war ja auch ein Frühchen gewesen, hatte ein sehr zartes Köpfchen mit 32 cm Durchmesser gehabt.

Ich dachte früher stets, nach einer Vaginalgeburt wäre die Scheide auf Dauer ausgeleiert. Nun, gleich nach der Geburt sieht das sicher nicht sehr ansprechend aus da unten.

Am nächsten Tag bat ich meine Hebamme um einen Handspiegel, denn ich wollte ja wissen, ob ich mein Sexleben jetzt ad acta legen musste. Man konnte ja angeblich auch anders Spaß haben im Leben. Mit dem Muttersein ändert sich nun mal auf dramatische Weise das ganze Leben. Man kann halt nicht alles haben.

Ich brauchte nur an mein entzückende Baby da neben mir im Bettchen zu denken...der Sex würde mir da nicht mehr so fehlen. Dafür hatte ich ja jetzt ein Kind! Aus Punkt Basta!

Auch hier wieder eine merkwürdig verdutzte Reaktion der Hebamme, die dann gestand, dass sie noch niemals von einer Wöchnerin wegen eines Spiegels gefragt wurde.
„Naja, ich muss doch wissen, wie das da unten jetzt aussieht?"
Sie reichte mir den Handspiegel mit Vergrößerungsglas und nickte amüsiert. Ich glaube, sie fand mich echt schräg. Sie erklärte sehr liebevoll, sie ließe mich jetzt allein.

Ich nahm den Spiegel und schob meine Bettdecke runter. Vorsichtig zog ich meine Beine an und spreizte sie ein wenig. Es war früher Nachmittag, also war nicht anzunehmen, dass ich plötzlich unerwünschten Besuch bekam. Die Besuchszeit begann ja erst um 16 Uhr.

Zum Glück war der Raum hell erleuchtet und ich konnte ganz gut sehen, was sich da zwischen meinen Beinen so abspielte.

Ich war auf alles gefasst, auf Bomben- und Granateneinschläge. Aber darauf nicht: der Spiegel zeigte mir meine etwas geschwollene und etwas blutige Vulva, die ansonsten aber recht ordentlich aussah. Gar nicht riesig und ausgeleiert. Wahnsinn! Wie war das denn möglich?

Klar hat das dann eine Weile gedauert, bis ich mich wieder zurechtfand. Aber meine Geschlechtsteile, wenn sie auch nun einen kleinen Schönheitsfehler in Form einer 2cm Dammnaht hatten, kamen trotzdem wieder prima in Schuss. Ein paar Wochen brauchte es aber schon, bis ich mich wieder über eine sexuelle Aktion wagte. Und es klappte dann auch besser, als erwartet.

Natürlich startete man behutsam. Ich fühlte mich nun wieder wie eine Jungfrau. Ich gebe zu, zu Beginn war ich nicht begeistert und ich fand, alles fühlte sich nun merkwürdig fremd an. Männer sind da halt auch gleich wieder so ungestüm. Mir konnte es nicht langsam genug gehen, Zeitlupentempo war noch zu schnell. Ganz langsam wollte ich nun Millimeter für Millimeter wahrnehmen. Auf Lust war ich noch nicht aus. Das war noch zu früh beim ersten Mal. Ich war sehr erstaunt, dass ich keinerlei Schmerzen dabei hatte.

Dennoch wagte ich kein Rein-Raus- Gebumse. Das wäre jetzt völlig fehl am Platz gewesen.

Würde denn jemals wieder so richtig hemmungslos gefickt werden? Sicher war ich nicht.

Doch mit jedem Versuch wurde es besser und ich zuversichtlicher. Übung macht halt doch den Meister. Entweder ich hatte mich an das neue Gefühl in meiner Scheide gewöhnt oder es hatte sich tatsächlich alles wieder an die rechte Stelle gerückt, quasi auf Werkseinstellung. Und doch war etwas anders geworden.

Die sexuelle Erlebnisfähigkeit hatte sich verändert. Diese war irgendwie besser denn je.

Lag es vielleicht an der Stillzeit?

Wohl kaum, denn es heißt ja immer, dass das Stillen bei Männern nicht sonderlich beliebt ist. Erstens sollen viele Männer eifersüchtig auf das Baby sein, dass nun an den Nippeln hängen darf. Und zweitens ist die Libido der Mutter durch den Stillhormonhaushalt (mittels Prolaktin) ziemlich herabgesetzt.

Das stimmt schon. Mit einem Baby ist frau erst mal einige Monate vollkommen glücklich und zufrieden. Einen Mann braucht sie nur zum Aufpassen, zur Beschaffung kulinarischer Leckereien, maximal zum Kuscheln. Auch die Lubrikation, das Feuchtwerden der Scheide, kommt nicht so flott in Gang wie sonst.

Aber mit dem restlichen Dammmassage-Öl ging's ganz gut.

Auch mein erster Orgasmus nach der Geburt war gar nicht übel. Besser. Voller. Tiefer irgendwie. Auf den äußerst heftigen

35

Milcheinschuss dabei war ich nicht gefasst gewesen. Puhhhh! WOW!
Mein Mann kostete auch gleich und war überrascht, denn es schmeckte ihm.

Die Dammnarbe pflegte ich mit Johanniskrautöl. Und ich glaube, das war auch die richtige Wahl. Auch innerlich nahm ich zusätzlich zu Arnica auch Hypericum in Form von homöopathischen Globuli ein, um die Heilung zu unterstützen.

Mit den Monaten wurde auch diese Narbe, die man ohnehin kaum mehr sah, immer mehr ein Teil meiner selbst. Nur bei Wetterumschwüngen konnte ich sie ein wenig spüren.
Die Angst, dass die Naht beim Sex verletzt werden würde, verflog auch mit der Zeit und nach eineinhalb Jahren war mir auch wieder danach, richtig Gas zu geben. Und es klappte.

Da ich mich 1 Jahr nach Sarahs Geburt von ihrem Vater trennte, veränderte sich auch mein Sexleben drastisch. Es folgten ein paar Liebschaften, und ich hatte einige überaus lustvolle Begegnungen. In dieser Phase wurde mir stark bewusst, dass Mutterschaft der körperlichen Liebesfähigkeit einer Frau keinen Abbruch tun muss.

Soviel zum Thema „ausgeleierte Muschi nach der Geburt".

Ich denke, frau kann eine Menge tun, damit ihr Lustorgan generell knackiger wird. Ich habe, wie bereits erwähnt, von einigen Männern berichtet bekommen, dass es viele junge Frauen gibt, welche eine schlaffe Vaginalmuskulatur haben, obwohl sie noch nicht geboren haben. Wenn sie nach einer Geburt diese Muskeln weiterhin so vernachlässigen, dann wird sie wohl ein wenig ausgeleiert bleiben. Zumindest kann ich mir das gut vorstellen.

Ich würde mich damit nicht zufrieden geben.

Darum glaube ich daran, dass ein trainierter Muskel nach wenigen Tagen Training wieder straff und fest ist.

Wir sollten uns dennoch ein paar Wochen Zeit lassen, speziell wenn wir Dammverletzungen hatten. Solange dieses wunde Gefühl noch anhält, wir uns in Rekonvaleszenz befinden, ist es gut, dem strapazierten Gewebe erst einmal Erholung zu gönnen.

*

Ich erinnere mich...

HORMONSPIRALE

Zwei Jahre nach der Geburt meiner Tochter wechselte ich mal zwischendurch den Frauenarzt. Ich hatte ja keine Vergleichswerte, vielleicht gab es ja noch einen besseren als den meinen.

Ich war nun wieder Single und wollte erst mal mein neues Frausein richtig auskosten. Jetzt hatte ich den Eindruck, Sex war besser denn je. Ich mochte es, Erfahrungen zu sammeln, zu experimentieren und meinen neuen Körper, der nun viel erlebnisfähiger geworden war, zu genießen.

Damit auch ja nichts passieren konnte, beschloss ich, mir eine Hormonspirale einsetzen zu lassen. Ich sah den Vorteil darin, dass sie angeblich nur kleinste Mengen Gestagen abgab. Und das an der Stelle, wo es gebraucht wird. Wie unsinnig und ungesund empfand ich doch die Pille, wo man sich täglich Unmengen dieses Gestagens und auch noch Östrogene in den gesamten Organismus schießt. So etwas kann gar nicht gut sein!

Ich ging also zum Einsetzen dieser Spirale zu einem jungen, recht beliebten Privatgynäkologen in der Nähe.

Er war auch sehr nett, bis er meine Gebärmutter mittels Horrorzange einhakte, um sich einen Zugang für diese Hormonspirale zu verschaffen.

Dieser Mistkerl hatte mir vor dem Eingriff nicht gesagt, dass er meinen Muttermund auf dehnen und meine Gebärmutter mit einer Riesenpinzette vorziehen musste. Hätte er tun sollen.

Dankeschön!

Der zuvor auf ein bis zwei Minuten geschätzte Eingriff dauerte dann tatsächlich gute fünf Minuten. 5 lange Minuten, denn irgendetwas hatte nicht so funktioniert, wie der Arzt sich das vorgestellt hatte. Ich wollte wissen, ob ich denn wehleidig sei, weil ich doch ein wenig schnaufen und pfauchen hatte müssen. Spirale einsetzen tut eigentlich sonst angeblich nicht so weh.

Ich bekam ich zur Antwort: „Nein, ganz und gar nicht. Jetzt kann ich Ihnen ja erklären, was ich machen musste. Normalerweise ist bei Frauen, die bereits geboren haben, der Muttermund so verändert, dass man ungehindert das Pessar in die Gebärmutter einführen kann. Bei Ihnen war alles fest zu. Ich musste leider anders vorgehen. Bitte entschuldigen Sie die Unannehmlichkeiten. Und ich gebe ihnen schriftlich, dass sie nicht wehleidig sind. "

Hätte ich es nicht selbst erlebt, ich hätte es nicht für möglich gehalten, dass eine Frau, noch dazu ich, mit einem erfahrenen Gynäkologen streiten muss, weil er ihr nicht und nicht glauben möchte, dass sie bereits ein Kind geboren hat.
Das war noch vor dem Eingriff gewesen.

Er hatte sich schon die Handschuhe übergezogen, und wollte gerade Hand anlegen, als er mich plötzlich fragte: „Aber sie haben ja noch gar kein Kind gekriegt!"
Ich lag schon breitbeinig bereit, klammerte mich an den Armlehnen fest und war wirklich nervös. Dann diese Frage.
„Wie bitte? Wie meinen Sie das?"
„Sie brauchen mich nicht anzuschwindeln, ich bin Gynäkologe!" Augenzwinkern.

„Aber ich schwindle sie nicht an!", erwiderte ich.

Wieder Augenzwinkern!

„Na wissen Sie, ich weiß doch, ob ich ein Kind gekriegt habe!? Es war zu real, lieber Herr Doktor, als dass ich es mir hätte einbilden können. 6,5 Stunden heftigste Wehen und davon drei Stunden Presswehen ohne Gnade. So was kann man sich nicht einbilden! Außerdem wurde ich doch auch genäht! Das müssen Sie doch sehen!"

Was sollte das denn werden?

Der Frauenarzt starrte ungläubig auf meine Vulva, stand plötzlich auf, streifte sich die Handschuhe unverrichteter Dinge wieder ab und verließ den Raum. Durch die geöffnete Tür konnte ich ihn am Schreibtisch stehen sehen, wie er offensichtlich meinen Akt überprüfte.

„Tatsächlich!" hörte ich ihn aus dem Sprechzimmer murmeln.

Kopfschüttelnd schlenderte er wieder in den Behandlungsraum, direkt auf meine breit geöffneten Genitalien zu, und meinte: „Da können sie aber stolz sein, weil sie locker mit einer Jungfrau konkurrieren können. Nichts, aber auch gar nichts deutet physiologisch auf eine Geburt hin. Erstaunlich! So was habe ich auch noch nicht erlebt!"

Na toll! Nun war ich so stolz, eine Mutter zu sein, eine Geburt überstanden zu haben und ein Fachmann sagte mir so was!

Ein wenig verdutzt stieg ich von diesem Höhlenforscherstuhl ab. Er verschrieb mir noch ein Schmerzmittel, welches ich nehmen konnte, wenn es am Abend vielleicht etwas unangenehmer ziehen würde.

„Wie gesagt, das war kein ganz normaler Eingriff! Entschuldigen Sie bitte noch einmal! Aber hätte ich Ihnen das denn vorher sagen sollen? Vermutlich hätten Sie dem Eingriff dann gar nicht zugestimmt. Jetzt aber sind Sie sicher froh, dass es vorbei ist, oder?"

Irgendwie war er ja süß, aber ich war enttäuscht und ging fortan wieder zu meinem alten Frauenarzt.

*

ERSTE ÜBUNGEN
für den Beckenboden

Wie fange ich also gleich nach der Geburt an, mein Untergeschoss wieder in Form zu bringen?
Gut Ding braucht Weile, also lohnt es sich, es ganz behutsam anzugehen. Der Beckenboden ist meist noch ein wenig beleidigt und völlig überdehnt. Außerdem kann frau sich schnell einen unangenehmen Muskelkater einfangen. Besser mit Geduld ans Werk gehen, die Muskeln werden es uns danken.

Ein wenig „zwinkern", einen, oder zwei Tagen nach der Geburt, kann jedoch nicht schaden und reduziert sogar oft das unangenehme Spannen einer Dammnaht.

Auch Zehenkreisen (so weit wie möglich, ohne den Kopf zu bewegen) wirkt sanft auf den Beckenboden. Nach und nach verliert sich dieses Wundgefühl und dann ist es an der Zeit, kräftiger einzuwirken. Es macht auch hier Sinn, auf die Intuition zu vertrauen. Denn schließlich ist jede Frau anders.

BEISPIELE für
ÜBUNGEN NACH 4 – 8 WOCHEN

- Mit Lauten wie „liCK – laCK - loCK" zieht sich der Beckenboden bis zum Nabel hoch. Die starke Betonung liegt auf dem „CK".
- Rückenlage mit angewinkelten Beinen. Eine Hand liegt über dem Schambein, ich atme ein starkes „FFFFF" aus, und spüre, wie sich der Beckenboden Richtung Nabel zieht.
- Auf dem Sessel sitzend stelle ich mir eine Seeanemone vor, die sich beim Ausatmen schließt und sich nach innen zurückzieht. Beim Einatmen entspannt sich der Beckenboden wieder.
- Ich stehe mit dem Gesicht zu einer Wand und stütze mich mit den Händen ab. Nun lasse ich meinen Beckenboden sprechen, ich sage laut und deutlich: „P – T - K".
- Ich kann überall meinen Beckenboden trainieren. Ob im Auto, im Sitzen, im Liegen, im Stehen, beim Arbeiten...besonders viel Spaß macht es mir mit Musik, zu deren Takt meine PC-Muskeln mittanzen.
- Beim Treppensteigen achte ich darauf, stets mit der ganzen Sohle aufzutreten.

Von der berühmten „Harn-anhalt"- Methode halte ich nicht besonders viel. Zu oft habe ich schon davon gehört, dass Restharn in der Blase zurück bleibt, und dies häufig zu Infektionen führt. Logisch eigentlich.

Es ist sicherlich eine Möglichkeit für eine Frau, die noch kein Gefühl für diese Muskeln hat, um mal zu testen, ob sie an der richtigen Stelle anspannt. Wenn der Harnstrahl unterbrochen wird, dann weiß sie: „Aha, so spürt sich das an!"

Meiner Ansicht nach wird der Beckenboden in unserer Gesellschaft meist vernachlässigt und ich finde dies verhängnisvoll, da ein gesunder Beckenboden auch für Selbstbewusstsein und Vitalität steht. Ein guter Beckenboden ist gut durchblutet und versorgt auch anliegende Organe und Bereiche mit. Selbst Schmerzen im Rücken und Lendenbereich werden durch einen starken Beckenboden reduziert, wenn nicht gar gelindert. Nicht zu unterschätzen in Zeiten, wo die meisten Menschen mit Haltungsbeschwerden, Kreuzweh, bis hin zu Bandscheibenschäden konfrontiert sind.

Es wäre sicherlich gut, aktives Beckenbodentraining in den Schulen einzuführen. Mögen wohl Leichtathletik und Zirkeltraining beweglicher, sowie ausdauernder machen, den Beckenboden stärken tun sie nicht unbedingt. Ich habe von jungen Volleyballspielerinnen mit Blaseninkontinenz gehört, weil sie regelmäßiger Beckenbodenüberdehnung ausgesetzt sind.

Da gefällt mir der orientalische Ansatz schon viel besser.
In vielen Kulturen lernen die jungen Mädchen schon früh, die einzelnen Muskeln des Unterleibes voneinander zu unterscheiden und sie einzusetzen.

Ich muss etwa elf Jahre alt gewesen sein, da fiel mir ein Buch über Tantra und Kundalini[7] in die Hände. Weiß der Teufel warum mich das derart faszinierte. Dasselbe war's mit dem Bauchtanz. Ich war besessen davon. Schon damals war mir klar, dass dies nicht unbedingt „normal" ist, aber ich vollzog diese Übungen mit meiner „Yoni", wie sie im Buch beschrieben waren. „Hirschübungen" nennen sie sich. Ich entdeckte früh, dass die Vagina Reflexzonen hat, die mit Organen wie Nieren, Leber, Bauchspeicheldrüse, Herz und Lungen verwoben sind. Da war gar zu lesen, dass man bestimmte Krankheiten an den jeweiligen Organen hierdurch heilen kann.

Im Laufe meines Frauenlebens hat sich der Glaube an diese These noch verstärkt. Habe ich doch ein paar Frauen kennen lernen dürfen, die sich selbst Krankheiten wie Krebs oder Geschwüre heilten. Was sie alle gemeinsam haben ist, dass sie viele Jahre ihres Lebens ihre Sexualität verdrängt hatten. Sosehr, dass sie krank geworden waren. Diese Frauen erkannten jedoch die Zusammenhänge und begannen noch rechtzeitig, ihr Liebesleben zu pflegen. Die Sexualität brachte die Energien wieder zum Fließen und der Boden für die Heilung ward geschaffen.

---

[7] KUNDALINI: „Schlangenkraft", nach der Tantrischen Lehre besitzt jeder Menschen am untersten Ende der Wirbelsäule das Wurzelchakra. Dieses Chakra wird durch Techniken, wie Yoga oder Tantra in Schwingung gebracht, was zu einer Transzendenz der Energie führt. Die Kundalini erweckt sich von selbst, wenn ein gewisser Bewusstseinszustand erreicht wurde.

Bei der Hirschübung[8] werden einzelne Muskelgruppen von Anus bis Harnröhre getrennt voneinander sensibilisiert, indem frau sie gezielt trainiert.

Ich kann jeder Frau eine Auseinandersetzung mit der Kraft ihrer Mitte, und somit ihrer Weiblichkeit nur ans Herz legen. Ganz besonders, wenn dieses „Lost-Penis-Syndrom" ein Hemmschuh für die Entscheidung zur natürlichen Geburt sein sollte.

Ich kann bezeugen, dass mit ein wenig Übung die vaginale Spannkraft nichts an Qualität einbüßt. Ich hoffe, ich kann hiermit dieses falsche Vorurteil nun in das Reich der Märchen zurück schicken, wo es hingehört!

Viel mehr sollte das Augenmerk auf der Unversehrtheit deines Damms liegen.

*

---

[8] HIRSCHÜBUNG: Methode beim Tantra, um die Sexualenergie, und somit die Lebensenergie ins Fließen zu bringen. Dabei werden einzelne Beckenbodenbereiche bewusst trainiert, was für Frauen, wie auch Männer außerordentliche luststeigernd ist. Außerdem stärkt es die Gesundheit und soll auch bei Frauen (täglich in Kombination mit einer bestimmter Brustmassage ausgeübt) ovulationshemmend wirken.

DAMMMASSAGE
Ein schönes Ritual, das Sinn macht

Um für die letzte Phase der Geburt, die Austrittsphase, zu üben, hatten mein Mann und ich zur Mitte der Schwangerschaft ein nettes Ritual gefunden:

Meditative Musik, Kerzen, ätherische Öle für die Duftlampe, wie auch zur Massage verhalfen zu völliger Entspannung. Nun war mein Schlafzimmer ohnehin schon sehr lange nicht bloß Schlafplatz, sondern ein Tempel der Sinne. Schon als Kind liebte ich Himmelbetten und dies blieb so bis ins Erwachsenenalter.

Und wer jetzt meint, eheliche Erotik im Bett wäre langweilig, hat keine Ahnung! Natürlich kickt es gelegentlich, so zwischendurch mal beim Spaghettikochen auf der Arbeitsfläche in der Küche, in der Abstellkammer, im (stehenden, wie fahrenden) Auto oder im Wald Sex zu haben, doch ein schön eingerichtetes Kuschelnest kann durch nichts getoppt werden. Schon gar nicht, wenn man schwanger ist.
Ich liebe es, lange massiert zu werden und bin recht froh, einen Mann zu haben, der das auch gerne macht.

Und in Vorbereitung auf eine Geburt kann es auf ganz besondere Weise interessant sein, neue Zonen des weiblichen Körpers zu entdecken. Nämlich nicht bloß die sonst bevorzugten erogenen Zonen, bspw. die des Pobereiches oder des Klitorisbezirkes, sondern der Bereich dazwischen: Der Damm.

Ein sehr bedeutsamer Ort, denn diesen Damm wird das Baby passieren, wenn es aus der Gebärmutter rutscht. Und es wird nicht bloß „Hallo" sagen, sondern ihn auch ziemlich strapazieren und ausdehnen wie einen engen Rollkragenpulli. Flutscht es zu schnell heraus, dann hat der Damm nicht genug Zeit, um sich zu dehnen. Er wird zum Hindernis und reißt oft ein. Nicht so bei einem vorbereiteten Damm.

Damit meine „heilige Yoni" beim Rauskommen des Babys nur ja nicht verunstaltet werden würde, erschien es mir mehr als logisch, dass eine regelmäßige Dehnung des Dammbereichs das Gewebe für die Geburt elastischer machen würde.

Auch viele Naturvölker bedienen sich irgendwelcher Kürbisse oder Phalli, um den Geburtskanal zu erweitern. In „ärmeren" Ländern ist ein möglichst unversehrter Damm überlebenswichtig. Immer noch sterben jährlich viele Frauen an den Folgen von Geburtsverletzungen. Die Versorgungsmöglichkeiten sind nicht überall so gegeben, wie bei uns.

Doch die „wilden Frauen" wissen sich zu helfen. Erfolgreich, wie ich meine. Wieder ein Beispiel dafür, dass wir von primitiven Völkern eine Menge lernen können. Erst vor 20 Jahren ist in unseren Breiten jemand auf die glorreiche Idee gekommen, präventiv etwas gegen Geburtsverletzungen zu entwickeln. Dieser jemand erfand einen Dammballon. Ich werde ihn anschließend genauer beschreiben.

Leider gab es so etwas noch nicht in meiner ersten Schwangerschaft. Obwohl ich schon damals über „Trainingsmethoden" nachgedacht hatte. In dem Buch

„Hebammensprechstunde" wurde sehr ausführlich über die positive Wirkung   von ätherischen Ölen in diesem Zusammenhang berichtet. Also sah ich zu, dass ich mir ein kleines Sortiment davon anschaffte.

Ich bestellte mir damals teure ätherische Öle in der Apotheke. Aus Muskattellersalbei, Ylang Ylang, Türkischer Rose und Lavendel mixte ich mir dann selbst dieses Dammmassageöl.

Damals gab es diese Öle leider noch nicht in einer fertigen Mischung. Heutzutage bekommt man schon viele unterschiedliche Salben und Öle zu diesem Zweck. Gott sei Dank!

*

Ich erinnere mich...

GEBURTSVORBEREITUNGSKURS

Wir Frauen saßen im Kreis und die Hebamme befragte die Dickbäuche, ob sie denn brav Dammmassage betreiben würden, so wie sie es ihnen beim letzten Mal gezeigt hatte.

Sie demonstrierte es noch einmal, indem sie ihre linke Hand hob und den Daumen weit vom Zeigefinger spreizte. Die Hautfalte dazwischen sollte den Scheidendamm darstellen, und mit Zeige- und Mittelfinger der rechten Hand strich sie nun diesen imaginären Damm entlang, zupfte und dehnte.

Betretenes Schweigen im Raum. Ein Blick in die Runde und die Körpersprache meiner Kolleginnen sprach Bände. Gesenkte Köpfe, schuldbewusste Blicke wanderten zu den Seiten, so wie bei Mittelschülerinnen, die vergessen hatten, die Vokabeln auswendig zu lernen.

Ich dachte früher immer, eine schwangere Frau wäre mündig und erwachsen. Nun war ich selbst eine davon.
Fühlte ich mich erwachsener?

Ich kann nicht mehr genau sagen, wie die Antwort damals ausfiel. Ganz bestimmt wusste ich aber, dass ich dort, ich war 25 Jahre alt, ziemlich klar erkannt hatte, dass dies hier mit mir und für mich geschah. Nicht so, wie damals in der Schule, wo ich ständig das Gefühl hatte, ich müsste gute Noten für die Mutter schreiben.

Mein Körper trug ein wachsendes Leben in sich und wenn es ausgewachsen war, würde es herausdrängen. Und es machte mir verdammt nochmal etwas aus, ob ich mich dabei vergewaltigt fühlen würde oder mündig und selbstbestimmt.

So wie in den vielen traurigen Erzählungen aus meiner Vergangenheit wollte ich es nicht erleben.
Warum hatten erwachsene Frauen, die mit Sicherheit Sex hatten (sonst wären sie nicht schwanger geworden) plötzlich diese Jungfrau Maria-Minen? Warum diese Hemmungen, über etwas zu reden, das zwar ihre Genitalien betrifft, jedoch ausnahmsweise einmal nicht mit einer „schmutzigen" Phantasie zusammen hängt?

Hatten die nicht verstanden, worum es geht?
„Ich will mich irgendwie da unten nicht berühren!"
„Ich komme da nicht mehr so gut hin. Nein, meinen Mann trau ich mich nicht zu fragen."

Auf welchem Stern bin ich gelandet?
Ich wollte am liebsten in die Runde brüllen: „Ihr dummen Puten, wollt ihr alle eine hässliche Dammnaht riskieren?! Seid ihr zu blöd, zu bergreifen, worum es da geht?!"

Vielleicht aber hatten die einfach nicht soviel Angst wie ich. Kann sein. Doch wozu denn dieses verklemmte Getue?

Das Tüpfelchen auf dem I: Ich fragte dann einfach in die Menge hinein, ob das normal wäre, dass ich nach einem Orgasmus einen ganz harten Bauch bekam und es bis ins Kreuz zog. Nun zeigte auch die Hebamme ihr wahres, verklemmtes Gesicht.

Sie starrte mich verdattert an, so als wollte sie sagen: „Wie kannst du es wagen, hier mit SOWAS daher zu kommen, du Neue du?! Was bist du nur für ein mannstolles Weibsstück?!"

Sie hatte sich jedoch gleich wieder gefasst und ihre tatsächliche Antwort lautete: „In diesem Fall ist es das Beste, auf Sex während der gesamten Schwangerschaft zu verzichten. Viel zu groß ist doch die Gefahr, dass es zu einer Fehl- oder Frühgeburt kommt!"
Wenn ich unbedingt meinte, dass ich in meinem Zustand nicht darauf verzichten könnte, Sex zu haben, dann sollte ich in diesem Falle jedoch einen Orgasmus vermeiden. Aha!
Die Gruppe des Schwangerenkurses sah mich nie wieder.

Ich recherchierte folglich im Alleingang darüber und fand heraus, dass es ein physiologischer Vorgang ist, wenn es bei einem sexuellen Höhepunkt zu Gebärmutterkontraktionen kommt. Da die Muskeln der Gebärmutter in der Schwangerschaft um das Zwanzigfache wachsen, kann auch der Orgasmus noch intensiver erlebt werden.
Auch Wehen sind ja nichts anderes als Muskelkontraktionen des Uterus. Somit lässt sich sagen, dass ein Höhepunkt eine Wehe auslösen kann. Was schon manchmal etwas unangenehm sein kann, jedoch kein Fehler sein muss.

Vorwehen bereiten den Hohlmuskel ja auch auf die Geburtsarbeit vor. Denn, und nun sind wir wieder bei den Muskeln, nur ein gut trainierter Muskel arbeitet effizient. Also warum nicht zwischendurch noch ein paar zusätzliche Übungseinheiten („Fleißaufgaben") einlegen?

Ich glaube daran, dass sexuelle Erfüllung wesentlich zu einem befriedigenden Geburtserlebnis beitragen kann. Es lohnt sich in jedem Fall auch in der Schwangerschaft deiner Lust freien Lauf zu lassen.

Und keinesfalls auf den Orgasmus zu verzichten!

*

Intimität, Vertrauen
Partnerschaft

Welche verkorksten Zustände herrschen hier in unserer Gesellschaft? Die Frauen in diesem Geburtsvorbereitungskurs beschäftigten mich noch eine ganze Weile. Die waren ja alle nicht besser, als die Frauen in meinem Familien- und Bekanntenkreis.

Alle aufgetakelt und betont schönheitsbewusst, Wunder-BH um die Brust, modern und lässig, man könnte fast glauben, emanzipiert. Aber kein Mann weit und breit! Keiner, der ihr zur Hand geht. Nicht einmal, wenn er ihre Genitalien massieren darf?

Und ich sag es auch jetzt wieder ganz klar und deutlich raus: Ich kann mir nicht vorstellen, dass die Partner so schwer zu dieser „Arbeit" zu begeistern sind!

Ich bin sicher, dass es meistens die Frauen sind, die innerlich abblocken.

Aber warum? Ist es mangelndes Vertrauen? Kennen die Partner einander eigentlich wirklich?

Wie oft schon habe ich Paare beobachtet – im Kaffeehaus, auf den Ämtern, im Einkaufszentrum, auf der Straße – und mich gefragt: „Gehören die überhaupt zusammen?"

Ich habe da einen verrückten Spleen: Nämlich, dass ich mir die jeweiligen Paare beim Sex vorstelle. Da bekam ich manchmal schon Gänsehaut. Ehrlich!

So wundert es mich nicht, dass die Frage: „Schatz, könntest du dir vorstellen, dass du meinen Damm massierst?", nicht über die Lippen kommt.

Warum sollte eine Frau in so einer Beziehung ihren Partner zur Geburt mitnehmen? Und dann tut sie es aber doch. Da stimmt doch etwas nicht!
Das macht mich traurig.

Traurig und wütend. Ich achte jedes persönliche Schicksal hoch, doch ich wundere mich täglich aufs Neue, welche „Lebensgefährten" herumlaufen.

In die Augen schauen geht oft gar nicht mehr, sich gegenseitig zu schwächen und Fremdgehen ist ganz normal geworden. Sex ist so was wie Essen oder Sport, eine Beziehung eine WG, in der einer den anderen benutzt und aussaugt? Und das in einer Zivilisation, die von sich meint, dass sie schon so kultiviert ist.

Nun, es fällt mir auf, dass wir Menschen dazu neigen, uns vieles zu erschweren. Alte Gewohnheiten, Programme und Lebenseinstellungen werden zwanghaft beibehalten. Wie die Mutter so bügelt auch die Tochter untertänigst ihrem Mann die Hemden und kocht ihm ein Supperl, während er nur bemerkt, dass die Fenster wieder mal geputzt werden sollten. Der Klassiker, wo die Frau beim Frisör war, und dem Göttergatten dies entgeht, stinkt ebenso zum Himmel, wie die Floskel: „He, was gibt's denn heut zum Essen?"

Wenn ich so etwas mitbekomme, dann möchte ich am liebsten laut hinausschreien: „Liebe Frau, warum tust du dir so was denn an? Weißt du denn nicht, dass du das Recht hast, deine Meinung zu sagen, dir einen liebevollen Mann zu suchen, eine befriedigende Sexualität zu erfahren, zu strahlen, zu blühen, und erfüllt und erfolgreich zu sein?"

Wenn ich mir ansehe, welche Vorwände Frauen plötzlich vorbringen, wenn es darum geht, sich selbst genital zu „behandeln", dann ist es wohl kein Wunder, dass es so viele Dammschnitte, so viele Kaiserschnitte, so viele Unbefriedigte, so zahlreiche Scheidungen und so viele geistig retardierte Frauen (und natürlich auch Männer) gibt. Was soll da noch werden?

Dann wird tatsächlich immer noch so gesprochen: „Am nächsten Tag dann durfte ich mein Kind sehen!" oder: „*Sie* haben gesagt, dass ich schreien darf!" oder „Ich weiß noch nicht, ob mein Mann bei der Geburt dabei sein kann!"
Na Hallo! Ja was denn sonst? Er war doch bei der Zeugung auch live dabei, oder etwa nicht?

Und was ich gerne noch fragen würde, eh ich es vergesse: „Möchtest du denn keine Geburt erleben, an die du dich gerne erinnerst? Nicht nur, weil dein geliebtes Kind da auf die Welt kam, sondern weil es ein wundervoller, sinnlicher, spiritueller und liebevoller Tag war, den du mit deinem Partner gemeinsam erleben durftest? Vielleicht der schwerste, aber ziemlich sicher der beste Tag in deinem Leben?
Warum hast du Angst vor dieser Tiefe?"

Ich verstehe diesen Zugang nicht. Es verwirrt mich, denn ich bemerke, dass ich die Wurzel dieses Übels nicht orten kann. Ich dachte immer, die Männer wären es, die die Frauen unterdrücken. Doch sind die Frauen es doch, die diese Männer erzogen haben.

Warum schwächen wir Frauen uns selbst so sehr? Was glaubst du, was Männer unternehmen würden, um ihren Penis zu schützen, wenn sie die Kinder gebären müssten?

Also Frauen, geht bitte in die Verantwortung und sorgt für eure Seelen und eure Körper! Niemand kann das besser tun, als ihr selbst!

Ich hatte natürlich bereits vor meiner ersten Geburt ausgiebig gedehnt und geölt. Und im Krankenhaus per Geburtsplan darauf hingewiesen, dass ich es nicht dulden würde, dass man mich, wie es viele Geburtshelfer immer noch nötig finden, da unten einfach aufschneidet. Nur im äußersten Notfall. Und der durfte ohnehin nicht passieren, weil ich so was von gut vorbereitet war und die Tiefenatmung allein schon durch meine klassische Gesangsausbildung richtig gut beherrschte. Also war ich gewappnet.

Ich plante jedenfalls keine Hyperventilation oder ein verantwortungsloses „Holt mir mein Kind raus! Ich gehe nach Hause, ich will nicht mehr!" ein.
So was kann ins Auge gehen, wie ich von vielen Müttern wusste. Denn ist die Mutter gestresst, stresst das auch ihr Ungeborenes, was sich an den Herztönen des Kindes bemerkbar macht. Und ist das der Fall entscheiden die Ärzte, das Kind flott zu entbinden, was den Schnitt nötig macht.
Die Kooperation mit der Hebamme ist wichtig. Viele Verletzungen lassen sich durch vertrauten, sowie respektvollen Umgang verhindern. Außerdem versteht es eine einfühlsame

Geburtshelferin, die Mutter zu beruhigen. So wird die Gebärende wieder ins Geschehen, und somit in die Eigenverantwortung gerückt. Sie wird wieder in der Lage sein, mit Geduld und Konzentration ihr Kind nach dem ganz persönlichen Tempo selbst und ohne medizinische Aufwände zu gebären.

Ich glaube an die Natur und einen Instinkt. Und mein Instinkt sagte mir immer schon, dass man nicht einfach so Nadeln in einen Körper sticht oder reinschneidet. Schon gar nicht in eine Vagina! Um das zu verhindern, müssen wir Mütter für die Unversehrtheit unseres Körpers unter Umständen auch kämpfen.

Übrigens: Den Hinweis bei der Hebamme anzubringen, der Damm sei perfekt vorbereitet worden, macht sich bezahlt, denn eine gute Hebamme hat gelernt, den Damm zu schützen. Was für ein Armutszeugnis wäre es denn, wenn dieser vorbereitete Damm unter ihrer Obhut reißen würde? Meine Hebamme war jedenfalls hoch motiviert.

VIEL GLÜCK!

*

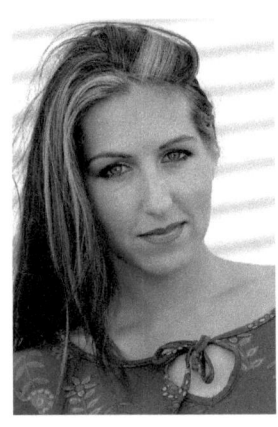

M.C. Strobl, geb. 1972,

ist Musikerin und Mutter von 4 Kindern

und lebt mit ihrer Familie in Niederösterreich.

www.mcstrobl.jimdo.com

Bisher veröffentlicht:

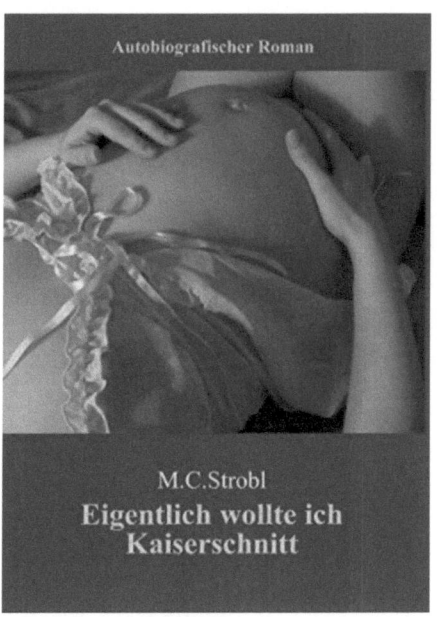

Aus der Reihe: „Abenteuer Selbstbestimmte Geburt"

1. Meine erste Geburt – Sarah kommt zur Welt

2. Meine erste Hausgeburt - Maria kommt zur Welt

3. Meine Sternguckergeburt zuhause – Simon kommt zur Welt

4. Meine vierte Geburt – Jonathan kommt zur Welt

6. Eine gute Geburt

97

INTERNET

Autorenhomepage www.mcstrobl.jimdo.com

Stillen www.lalecheliga.at.at

Geburtsallianz Österreich www.geburtsallianz.at

Hebamme Ina May Gaskin www.inamay.com

Sheila Kitzinger www.sheilakitzinger.com

Weltgesundheitsorganisation www.who.int

Hebammenzentrum www.hebammenzentrum.at

Geburtspool www.geburtspool.de

Hebammen Österreichs www.hebammen.at

LITERATUR

Antonic Magda, Dr., Schwangerschaft und Geburt, Urania, 1999
Balaskas Janet, Aktive Geburt, Kösel, 1993
Balaskas Janet, Gordon, Jehudi, Schwangerschaft und Geburt, Trias, 1997
Balaskas Janet, Yoga für Schwangere, Kösel, 1992
Bloemeke Viresha J., Es war eine schwere Geburt, Kösel, 2003 Bornemann, Rainer, Kaiserschnitt – Operation und Geburt, Kario, 1989 Dahlke, Rüdiger, Margit; Zahn, Volker, Der Weg ins Leben, Schwangerschaft und Geburt aus ganzheitlicher Sicht, Bertelsmann, 2001

Hay, Luise L., Heile deinen Körper, Alf Lüchow, 31. Auflage, 1995 Horny-Dereani Petra, Geboren im Schutz der großen Göttin, 2008 Dick-Read, Mutterwerden ohne Schmerz, Hoffmann und Campe, 1950 Enning Cornelia, Heilmittel aus Plazenta, Medizinisches und Ethnomedizinisches, 2003

Flanagan Geraldine Lux, Die ersten neun Monate des Lebens, Rowohlt, 1963
Fuchs Nancy, Sonne für die Kinderseele, Herder, 1996
Gaskin Ina-May, Die selbstbestimmte Geburt, Kösel, 2004

Goerke und Bazlen, Kay, Ulrike, Pflege Konkret, Gynäkologie Geburtshilfe, Gustav Fischer, 1998

Jakobs Leonie, Schön macht's nicht, aber glücklich, Kiwi, 2008

Kirkilionis Evelyn, Prekop Jirina, Ein Baby will getragen sein, Kösel, 1999

Kitzinger Sheila, Das Erlebnis der Geburt, Kösel, 1992

Kitzinger Sheila, Das Jahr nach der Geburt, Kösel,

Kitzinger Sheila, Natürliche Geburt. Ein Buch für Mütter und Väter, Kösel, 1991

Kitzinger Sheila, Schwangerschaft und Geburt, Kösel, 1992

Kitzinger Sheila, Geburt, Kindersley, 2003

Knubben, Birgitt und Werner, Du bist eine Geschenk, Herder, 1986

Kuckuck Anke, Luckmann, Clara, Zärtlich und stark, Mütter auf der Suche nach ihrer Lust, Rororo, 1998

La Leche League, Handbuch der stillenden Mutter, Selbstverlag, 1986

Leboyer, Frederic, Das Geheimnis der Geburt, Kösel, 1996

Leboyer Frederic, Geburt ohne Gewalt, Kösel, 1992

Lothrop Hannah, Das Stillbuch, Kösel, 1993

Martin, William, Das Tao de King für Eltern, Aurum, 1999

Mongan Marie F., HypnoBirthing, Mankau, 2010

Müller-Platow Hermann, Die gesunde Frau, Bremer Brücken Verlag, 1959

Nilsson Johan, Es ist wie Verliebtsein, Herder, 2005

Nilsson Lennart, Ein Kind entsteht, Mosaik, 1990

Oblasser Caroline, Ebner Urlike, Saling Erich, Wesp Gudrun, Der Kaiserschnitt hat kein Gesicht, Edition Riedenburg, 2008

Oblasser Caroline, Eirich, Martina, Luxus Privatgeburt, Edition Riedenburg, 2012

Oblasser Caroline, Lass es raus! Die freie Geburt. Methode mit Gebärmutter, Scheide und Co, Riedenburg, 2011

Oblasser Caroline, Masaracchia ReginaUnser Baby kommt zuhause, Edition Riedenburg, 2009

Odent Michael, Die Natur des Orgasmus, Beck'sche Reihe, 2010

Pschyrembel Wörterbuch, Gynäkologie und Geburtshilfe, Walter de Gruyter, 1987

Reinhardt, Margarethe, Geburten, Rowohlt Verlag, 1985

Roy, Ravi & Carola Lage, Homöopathischer Ratgeber, Geburt, Lage&Roy, 1992

Rudolfsson, A., Leib, Seele, Geist, Dr. Strathmeyer's Gesundheitsregeln, Erläuterungen für Denkende, Manuskript, Döring

Schwab Roswitha, Beunruhigende Befunde in der Schwangerschaft, Irisiana, 2008

Springer-Kremser, Marianne, Patient Frau, Springer Verlag, 1991 Stacherl, Sonja, Nähe und Geborgenheit, Walter, 1997

Stoppard, Miriam, Dr., Empfängnis, Schwangerschaft und Geburt, Ravensburger, 1993
Stadelmann, Ingeborg, Die Hebammensprechstunde, Eigenverlag, 1997
Stoppard, Miriam Dr., Das große Buch der Schwangerschaft, Urania, 2005
Taschner, Ute, Scheck Kathrin, Meine Wunschgeburt, Selbstbestimmt Gebären ach Kaiserschnitt, Edition Riedenburg, 2012

Valitutti, Francesco, Das Buch der Vagina, Europa Verlag, 2000
Wilberg, Gerlinde M., Hujber, Karlo, Natürliche Geburtsvorbereitung und Geburtshilfe, Kösel, 1991
Zink Christoph, Pschyrembel Wörterbuch, Gynäkologie und Geburtshilfe, de Gruyter, 1987

Filme

Meine Narbe, Film über Kaiserschnitt, Mirjam Unger, 2014
Angst hab ich keine, aber leid tu ich mir jetzt schon, Ein Film über eine Hausgeburt, Maria W. Arlamovsky, Filmtage Wien, 1998 *„Leben jetzt", Geburt im AKH, Univ. Prof. Dr. Peter Husslein, DoRo, 1999
"Gebären & geboren werden", Berghammer, Ahner, Husslein, Universitätsfrauenklinik Wien
„In die Welt", Constantin Wulff, Portrait einer Geburtsklinik in Wien, Falter, Polyfilm, 2009
„Der erste Schrei", Gilles de Maestre, Geburt in unterschiedlichen Ländern und Kulturen, Arthaus, Studiokanal, 2007
„Das Wunder des Lebens – Faszination Liebe", Lennart Wilsson, ZDF, 2006
„Body Story – Das Neun-Monate-Regime", Doku, Polyband